Ramesh Raja
Aarti Rajambigai

RESISTÊNCIA FLEXURAL DO VIDRO CERÂMICO DE DI-SILICATO DE LÍTIO - UMA VISÃO GERAL

Ramesh Raja
Aarti Rajambigai

RESISTÊNCIA FLEXURAL DO VIDRO CERÂMICO DE DI-SILICATO DE LÍTIO - UMA VISÃO GERAL

Disilicato de lítio Viajar no canal de força

ScienciaScripts

Imprint

Any brand names and product names mentioned in this book are subject to trademark, brand or patent protection and are trademarks or registered trademarks of their respective holders. The use of brand names, product names, common names, trade names, product descriptions etc. even without a particular marking in this work is in no way to be construed to mean that such names may be regarded as unrestricted in respect of trademark and brand protection legislation and could thus be used by anyone.

Cover image: www.ingimage.com

This book is a translation from the original published under ISBN 978-620-7-80970-7.

Publisher:
Sciencia Scripts
is a trademark of
Dodo Books Indian Ocean Ltd. and OmniScriptum S.R.L publishing group

120 High Road, East Finchley, London, N2 9ED, United Kingdom
Str. Armeneasca 28/1, office 1, Chisinau MD-2012, Republic of Moldova, Europe
Printed at: see last page
ISBN: 978-620-7-87705-8

ÍNDICE

INTRODUÇÃO.. 3

REVISÃO DA LITERATURA.. 7
CERÂMICA DENTÁRIA MODERNA 9

VANTAGENS DAS RESTAURAÇÕES DE
DISSILICATO DE LÍTIO FABRICADAS EM CAD/CAM .. 14

DESVANTAGENS DAS RESTAURAÇÕES DE
DISSILICATO DE LÍTIO FABRICADAS EM CAD/CAM .. 15

INDICAÇÕES E CONTRA-INDICAÇÕES DO
DISSILICATO DE LÍTIO 17

VANTAGENS E DESVANTAGENS DO DISSILICATO
DE LÍTIO.. 18

DISCUSSÃO... 20

CONCLUSÃO.. 39

BIBLIOGRAFIA 40

RESISTÊNCIA À FLEXÃO VS VIDRO CERÂMICO DE DI-SILICATO DE LÍTIO - UMA VISÃO GERAL

(DISSILICATO DE LÍTIO NO CANAL DE FORÇA)

INTRODUÇÃO

A seleção de restaurações em cerâmica de vidro de dissilicato de lítio (LDGC) aumentou significativamente no campo da dentisteria protética. Este material possui uma beleza e resistência notáveis e é composto por um material cristalino acicular (70%) incorporado numa matriz vítrea. A translucidez, a estética e o desempenho clínico bem sucedido fizeram do LDGC um dos materiais totalmente cerâmicos mais populares. Com o aumento da procura de restaurações sem metal, o LDGC satisfaz o requisito de um material que possua fortes propriedades mecânicas combinadas com as propriedades ópticas dos dentes naturais. A resistência mecânica é um dos principais factores que determina o sucesso clínico das restaurações em cerâmica pura. Estudos in vitro referem uma resistência à flexão de 360-440 MPa e uma resistência à fratura de 2,25-2,75 MPa. Estes valores são baixos quando comparados com a zircónia ou mesmo com a alumina; no entanto, o desempenho da cerâmica vítrea deve aumentar após o condicionamento, a silanização e a ligação à dentina preparada utilizando um cimento resinoso adesivo. As propriedades mecânicas e físicas do material permitem a sua utilização em várias aplicações, desde inlay/onlay, coroa completa única e próteses dentárias fixas curtas. Os dados de desempenho clínico mostram taxas de sobrevivência até 97,6% após 5 anos. Numa situação clínica, são frequentemente necessários ajustes na cadeira para melhorar o assentamento e a adaptação marginal de uma prótese. Além disso, o ajuste do cameo ou da superfície oclusal é frequentemente efectuado para melhorar a oclusão. Os estudos demonstraram que se formam fissuras e falhas nos materiais de dissilicato de lítio após o ajuste na cadeira com um instrumento de corte rotativo de diamante ou no laboratório de investigação após procedimentos de indentação. As fissuras e as falhas também se podem iniciar durante os procedimentos de fresagem ou após o condicionamento de uma restauração com ácido fluorídrico. Foi determinado que as fissuras e falhas subsuperficiais são a principal causa de fracasso das restaurações de cerâmica. Os testes clínicos e a análise de recuperação demonstraram que as falhas em cerâmica pura têm origem, na maioria das vezes, na superfície de cimentação. Pensa-se que durante a mastigação, as forças oclusais criam uma tensão de tração na interface de cimentação. Quando a tensão atinge um nível crítico, a restauração irá falhar devido ao crescimento descontrolado de fissuras. Uma vez que o dissilicato de lítio é uma cerâmica vítrea, é suscetível a outro processo denominado crescimento lento de fissuras. Neste processo, a tensão é subcrítica e pode levar à falha da restauração na presença de humidade e ao longo do tempo. No entanto, quando o LDGC é colado a um dente utilizando cimento de resina, a resistência da restauração não foi afetada pelo condicionamento ácido. Normalmente, o tratamento térmico, o glazeamento e o revestimento após o desbaste abrasivo da superfície interna do LDGC curaram as fissuras e os defeitos. Um protocolo de polimento simples demonstrou ser eficaz na suavização das fissuras e resultou num aumento da carga de fratura. Estas técnicas de cicatrização das fissuras e defeitos não foram diretamente comparadas num único estudo. É essencial encontrar o protocolo de tratamento definitivo que ajude os clínicos a preservar as propriedades físicas da restauração cerâmica após um ligeiro ajuste.No início do século XVIII, os dentes em falta eram substituídos por produtos animais ou dentes extraídos de cadáveres. Os chineses foram os primeiros a dominar a produção de porcelana dura e translúcida. Os materiais cerâmicos foram utilizados já em 300 d.C. como material de restauração. Os arqueólogos encontraram dentes do período maia decorados ou restaurados com cerâmica, que se acreditava ser por razões estéticas. No final dos anos 1600, a porcelana tornou-se um tema de investigação quente na Europa. Os avanços tecnológicos nos sistemas CAD/CAM estimularam os fabricantes e investigadores a desenvolver novos materiais com elevado desempenho estético e melhores propriedades biomecânicas (Li et al., 2014). Uma vantagem da tecnologia CAD/CAM é que os blocos cerâmicos são processados em condições industriais, resultando num material mais homogéneo com menos defeitos e fissuras incorporados na sua estrutura (Beuer et al., 2008; Denry e Kelly, 2014; Jokstad, 2017).

No entanto, a literatura sustenta que o processo de fresagem também pode incluir defeitos ou falhas na superfície e sub-superfícies da cerâmica, alterando a integridade dos blocos fabricados (Alao et al., 2017; Lebon et al., 2015; Zhang et al., 2006). Estes defeitos/falhas em escalas de microns/submicrons têm origem nos diamantes abrasivos das fresas. Quanto mais abrasivos forem os instrumentos de corte, maior será a população e a profundidade dos defeitos (Curran et al., 2017). Isto é crítico, em particular para as vitrocerâmicas devido à sua natureza frágil, uma vez que o aumento de defeitos leva a uma diminuição da resistência à propagação de fissuras (Teixeira et al., 2007). Para além disso, quanto maior for a dureza da cerâmica, maior será a rugosidade da superfície e a deterioração da fresa (Lebon et al., 2015). Juntamente com a fresagem de peças cerâmicas usando o mesmo par de brocas de diamante, a capacidade de corte (remoção de material cerâmico dos blocos) das brocas pode mudar, o que influencia as características da superfície e o comportamento mecânico da cerâmica, embora um estudo recente (Madruga et al., 2019) tenha mostrado que o uso sequencial de brocas CAD/CAM não teve efeito na resistência à fadiga da vitrocerâmica de dissilicato de lítio ao testar amostras monolíticas sob teste de fadiga por flexão biaxial (carga cíclica). Corazza et al. (2015) avaliaram o efeito da deterioração da broca utilizada no processo de fresagem na morfologia da superfície e as suas consequências na resistência à fadiga de um material cerâmico à base de zircónia cimentado adesivamente ao análogo da dentina, e apenas observaram uma influência da ordem de fresagem na rugosidade da superfície.No entanto, as cerâmicas de zircónia apresentam uma microestrutura policristalina, sendo menos propensas ao crescimento de fissuras lentas do que as vitrocerâmicas, como o dissilicato de lítio (Wendler et al., 2018). Além disso, a moagem de materiais Y-TZP é considerada "moagem suave", uma vez que são moídos numa fase pré-sinterizada. Portanto, é diferente da moagem de blocos vitrocerâmicos de dissilicato de lítio, que é conhecida como 'moagem dura' porque esses blocos já estão sinterizados quando a moagem ocorre, enquanto eles só são submetidos ao processo final de cristalização após a moagem (Fraga et al., 2015). Assim, o processo de 'hard-milling' é mais suscetível a defeitos e fissuras. Outro fator importante no desempenho mecânico das restaurações cerâmicas é o efeito de fortalecimento promovido pela cimentação adesiva resinosa dos materiais cerâmicos (Anami et al., 2016; Campos et al., 2017; Kelly et al., 1996; Monteiro et al., 2018). O condicionamento com ácido fluorídrico das superfícies vitrocerâmicas e a colagem de cimento resinoso podem minimizar a influência das falhas nas superfícies de cimentação, uma vez que o condicionamento ácido pode arredondar ou suavizar os defeitos, enquanto o cimento resinoso penetra nas irregularidades, selando pequenas falhas (efeito de "cura") (Prochnow et al., 2018a,b; Venturini et al., 2017).O selamento promovido pelo silano e pelo cimento resinoso também inibe a captação de água e a degradação da cerâmica (Anusavice e Hojjatie, 1992; Kelly et al., 1996). Embora as cerâmicas fraturem sob cargas intensas e repentinas, como as aplicadas em testes monotónicos, as falhas clínicas ocorrem sob cargas cíclicas (efeito de fadiga mecânica) diferentes das cargas mais elevadas relatadas em estudos in vitro. A carga cíclica intra-oral associada a um ambiente húmido leva à concentração de tensões em torno dos defeitos, o que torna mais provável a propagação de fissuras a partir dos defeitos até à fratura limiar da estrutura (Kelly, 1999; Zhang et al., 2013). A cerâmica pode resistir bem a cargas de compressão, mas as cargas de compressão oclusal levam à flexão da cerâmica e à concentração de tensões de tração. As falhas das amostras devem ser semelhantes às encontradas clinicamente, de modo a tornar os resultados in vitro mais relevantes do ponto de vista clínico. Os testes de fadiga representam o melhor método para imitar o cenário clínico, uma vez que o carregamento cíclico intermitente sob cargas baixas conduz ao fenómeno de fadiga mecânica, ou seja, uma tensão de tração baixa que conduz a um crescimento lento da fenda. A hipótese testada é que o aumento da experiência da broca (como resultado da sequência de fresagem) não afectaria o comportamento à fadiga das restaurações de cerâmica.

REVISÃO DA LITERATURA

Em 1770, o farmacêutico Alexis Duchateau foi o primeiro a tentar substituir os dentes por próteses de porcelana. Para ele, a retração da porcelana e o mau cheiro eram problemas. Procurou então a ajuda de Nicholas Dubois De Chemant, dentista, para ultrapassar o problema do encolhimento e juntos conseguiram. De Chemant mudou-se então para Inglaterra e alterou alguns componentes na formulação da porcelana, o que resultou num produto próximo da porcelana feldspática que temos hoje em dia. Duchateau inventou o processo, mas De Chemant aperfeiçoou a receita.

Em 1806, Giuseppangelo Fonzi, um dentista italiano, conseguiu produzir dentes individuais de porcelana com contornos completos, contendo um pino de platina. Foi um grande avanço, pois permitiu colocar dentes em estruturas metálicas e facilitou a sua reparação.

Em 1895, Charles Henry Land desenvolveu o fabrico de coroas de porcelana com uma matriz de platina. A platina foi muito utilizada nessa época, uma vez que tem uma contração térmica próxima da porcelana. Land fabricou a primeira faceta de porcelana laminada em 1901.

Em 1965, Mclean e Hughes fizeram um grande avanço no campo da cerâmica dentária. Desenvolveram um núcleo de porcelana que continha partículas de óxido de alumínio. Os núcleos de alumina têm um coeficiente de expansão térmica que corresponde ao da porcelana de revestimento que foi cozida sobre ele. A resistência à flexão registada foi de 180 MPa, o dobro da porcelana feldspática convencional.

Em 1980, a Dicor tornou-se a primeira vitrocerâmica disponível comercialmente. É à base de mica e é considerada uma cerâmica fundível (processada com a técnica de cera perdida).

Em 1990, Mormann e Brandestini utilizaram uma máquina para digitalizar um dente preparado e fabricar uma restauração em 3D na cadeira, utilizando software de desenho assistido por computador e fabrico assistido por computador (CAD/CAM). O produto foi comercializado como uma restauração de cerâmica pura ligada. Tem uma estética superior e uma resistência de 180 MPa. A cerâmica de vidro de dissilicato de lítio foi criada pela primeira vez em 1998 pela Ivoclar. A Ivoclar melhorou a resistência do material aumentando o conteúdo cristalino e refinando o tamanho das partículas, o que alterou a microestrutura.

CERÂMICA DENTÁRIA MODERNA

Existem três classes principais de cerâmicas dentárias com base na sua microestrutura. As microestruturas vítreas (feldspáticas), as cerâmicas vítreas parcialmente cristalinas e as cerâmicas policristalinas. As cerâmicas com microestrutura predominantemente vítrea são mais estéticas, enquanto as cerâmicas com fase mais cristalina são mais resistentes. As cerâmicas com fase predominantemente vítrea são compostas por matriz (vidro de alumina-silicato) e carga (corantes e opacificadores). A sua principal utilização é para revestir subestruturas e possuem diferentes composições de carga para diferentes subestruturas. Devido à sua microestrutura amorfa irregular, as propriedades ópticas são excelentes. As cerâmicas com um teor parcialmente cristalino possuem maior resistência e a fase cristalina determina as propriedades físicas do produto. O processo de fabrico destes materiais pode envolver procedimentos de prensagem ou CAD/CAM. Os materiais mais populares desta categoria são as vitrocerâmicas à base de leucite com um teor cristalino de 40% ou as vitrocerâmicas de dissilicato de lítio com um teor cristalino de 70%. Os produtos mais populares desta categoria são compostos por alumina ou zircónia. Podem ser fabricados com tecnologia CAD/CAM.

Di-silicato de lítio:

Este sistema de cerâmica pura foi inicialmente introduzido pela Ivoclar como Empress II. Agora, ele está na forma de IPS e.max. A microestrutura é feita de uma matriz de vidro de silicato de lítio, incorporada com cristais de dissilicato de lítio. O refinamento do tamanho dos cristais e o aumento do conteúdo de cristais são duas melhorias incorporadas no atual produto IPS e.max. IPS e.max está disponível para prensagem, bem como para usinagem com a tecnologia CAD/CAM. O produto final pode ser entregue como uma restauração estratificada ou como um monólito. Uma fluorapatita é usada para revestir o núcleo e.max e criar a forma e a cor finais. O baixo índice refratário d o s cristais de dissilicato de lítio é responsável pela translucidez e pelas agradáveis propriedades ópticas. A resistência é definida como a tensão que um material pode suportar antes de quebrar, ou a carga aplicada por unidade de área. IPS e.max tem uma resistência à flexão de 400 MPa. Uma das principais razões para o fracasso das restaurações cerâmicas são as falhas de superfície. As falhas em uma cerâmica podem ser inerentes à microestrutura ou introduzidas durante a usinagem ou ajustes clínicos. A propagação de fissuras aumenta à medida que a carga aplicada aumenta. Estudos clínicos relatam que a resistência da cerâmica depende do módulo de elasticidade do coping ou pilar, da espessura da restauração, da espessura e qualidade do cimento e da área de contacto carregada. É uma propriedade inerente ao material que deve ser considerada ao conceber e selecionar uma restauração para utilização na boca.

Cerâmica de vidro:

A maioria das vitrocerâmicas é fabricada através de um processo designado por ceramização. Trata-se de um processo de aquecimento controlado que converte a microestrutura não cristalina da vitrocerâmica numa microestrutura cristalina. Este processo ocorre em duas fases, a nucleação de cristais e depois o crescimento de cristais. A formação da fase cristalina na matriz vítrea aumenta a resistência. A fase cristalina interrompe a propagação de fissuras.

Insucesso clínico das restaurações de cerâmica:

A análise da superfície de fratura e a fractografia de coroas Dicor clinicamente fracassadas revelaram que uma fenda se iniciou na superfície do entalhe da restauração e se propagou para a superfície do camafeu, resultando numa fratura em bloco. Sob forças funcionais, a cerâmica apresentará uma tensão de tração na superfície de cimentação. Este estado conduzirá a uma pequena flexão na camada cerâmica. Sob cargas funcionais, a cerâmica desenvolverá mais tensão de tração e, se houver uma fenda ou uma falha, esta pode propagar-se de forma subcrítica até atingir um ponto em que resulta numa falha catastrófica. A degradação do agente de ligação é outro fator que pode contribuir para a fratura em massa. À medida que o cimento se degrada e começa a verter, o crescimento lento da fissura pode contribuir para a falha catastrófica. A maioria dos estudos laboratoriais não consegue reproduzir a falha clínica e resulta em danos na superfície do camafeu que conduzem à fratura em bloco. Pensa-se que as vitrocerâmicas modernas fracturam de forma semelhante, e as margens são identificadas como o ponto mais fraco da coroa e onde a fratura se inicia. A fissura propagar-se-á paralelamente às paredes e depois conduzirá a uma fratura horizontal.

Origem do defeito:

A presença de uma fenda nas restaurações de cerâmica pode limitar o desempenho clínico, uma vez que tornará a restauração vulnerável a falhas. As restaurações em cerâmica pura são fabricadas através de diferentes técnicas e cada técnica produz diferentes defeitos no que respeita à geometria e distribuição.

A. Técnica de fabrico:
Prensagem a quente:

Verificou-se que a técnica de fabrico por prensagem conduz à formação de porosidade no produto final. Um estudo in vivo efectuado por Guazzato et al concluiu que as amostras prensadas de dissilicato de lítio apresentavam 3% de porosidade e que as amostras à base de leucite apresentavam quase 10% de porosidade no produto final. A reação com o material de revestimento ligado ao fosfato resultará na formação de uma camada reacionária. Muitas vezes, é necessário recorrer à abrasão a ar e à moagem para remover a camada reacionária aderente. Estes passos laboratoriais podem criar fissuras e falhas que afectam negativamente o desempenho a longo prazo da restauração. Em resposta a uma carga, as concentrações de tensão aumentam à volta da falha e pode iniciar-se a propagação da fenda.

CAD/CAM:

As fissuras podem surgir durante a fase de produção no processo de maquinagem CAD/CAM. Foram registados defeitos de maquinação (fissuras) e verificou-se que as fissuras estavam fortemente associadas ao tamanho do grão do instrumento. Com o dissilicato de lítio, a restauração é fabricada antes da fase de cristalização completa e é depois sujeita a tratamento térmico para completar a cristalização. Verificou-se que o tratamento térmico reduziu a tensão residual, mas os danos de maquinação não foram eliminados.

B.   Ajuste oclusal na cadeira:

É prática comum melhorar o assento da restauração, a adaptação marginal ou o ajuste da oclusão com um instrumento de corte rotativo diamantado ou um kit de ajuste. É referido que estes passos clínicos criam fissuras e defeitos. Num estudo laboratorial, foi demonstrado que os defeitos de superfície têm um impacto negativo na resistência das restaurações em que foi efectuado um ajuste com um instrumento de corte rotativo diamantado. . Os dados mostraram uma redução na resistência em comparação com um controlo não ajustado devido ao ajuste.Ruschel et al 2014 realizaram um estudo para avaliar o efeito do ajuste externo e interno com e sem um procedimento de polimento na resistência à flexão de espécimes de dissilicato de lítio. Um grupo recebeu um tratamento de vitrificação, enquanto um grupo sem polimento foi utilizado como controlo. Os espécimes foram ajustados com instrumentos de corte rotativos de diamante fino posicionados perpendicularmente aos espécimes. A profundidade do ajuste não foi mencionada. Os espécimes foram testados com um teste de flexão de 3 pontos e a resistência foi 200 MPa inferior aos relatórios anteriores (400 MPa).

Não houve diferença significativa entre os protocolos de polimento e o controlo. Outro estudo realizado por Hung et al 2008, avaliou o efeito do polimento com diamante na superfície do entalhe de uma restauração cerâmica para melhorar a adaptação. O grupo propôs seis métodos diferentes para curar os ajustes do diamante. A profundidade do ajuste não foi relatada. Os espécimes foram testados numa configuração de flexão biaxial utilizando uma disposição de três bolas sobre anel. O grupo verificou que o revestimento após a prensagem e o desinvestimento aumentava a resistência. O desbaste com diamante reduziu a resistência dos espécimes. Para além disso, o tratamento térmico subsequente da cozedura do folheado ou do envidraçamento melhorou a resistência.

Prevalência da fratura em massa do dissilicato de lítio:

Existe um número crescente de estudos clínicos que relatam a longevidade e o sucesso das restaurações de cerâmica. Eles descrevem com precisão o número e a natureza das restaurações que falharam desde o dia da inserção. Um estudo clínico, avaliado ao longo de um período de 10 anos, observou 261 restaurações IPS Empress II, tendo-se verificado que apenas 0,8% das falhas podiam ser atribuídas às restaurações, e isto aos 48 e 75 meses após a inserção. Outro estudo clínico relatou o desempenho clínico da IPS e.max press durante um período de 9 anos e descobriu que, entre 94 amostras, 3,3% exibiram pequenas lascas, aos 6, 31 e 92,6 meses, mas apenas 2,1% das coroas exibiram fratura em bloco em restaurações que podem simular a condição clínica e promover falhas semelhantes às relatadas clinicamente. É também essencial que a magnitude das cargas de fracasso seja igual ou próxima das forças de mastigação. Isto poderia ajudar a estudar o tamanho do defeito e relacioná-lo com o desempenho clínico. Além disso, permitiria determinar qual é o tamanho de defeito admissível que promove um desempenho normal. Para além disso, abrirá portas à criação de protocolos para curar e restaurar defeitos.

VANTAGENS DAS RESTAURAÇÕES DE DISSILICATO DE LÍTIO FABRICADAS EM CAD/CAM

O CAD/CAM oferece a possibilidade de fabricar uma restauração cerâmica anestésica e funcional numa única visita do paciente (Wolf & colegas, 2007). Devido à precisão da maquinaria e à baixa contração da cerâmica de vidro de dissilicato de lítio (0,2%), raramente são necessárias conexões intra-orais. De acordo com Weidman (2007), todo o processo de tratamento dura cerca de duas horas e deixa os tempos de fresagem e cozedura disponíveis para outros tratamentos. As restaurações CAD/CAM também permitem a opção do potencial benefício adicional da ligação imediata à dentina e ao esmalte recentemente cortados (Magen, Kim, Canciones, & Donovan, 2005). Estas vantagens significativas do CAD/CAM podem reduzir potencialmente o custo do tratamento devido a menos visitas do paciente e menos tempo na cadeira do dentista. O dissilicato de lítio fabricado em CAD é fresado durante a fase de "bloco azul", uma fase pré-cristalizada que permite que o material seja fresado facilmente sem danificar excessivamente o material ou as brocas de diamante. Nesta fase, os cristais de metassilicato de lítio são precipitados, criando a cor azul. Após a moagem, a cristalização final ocorre num forno a vácuo a 850°C, que dissolve completamente a fase cristalina do metassilicato e cristaliza o dissilicato de lítio, resultando numa cerâmica cristalina de 70% em volume com a tonalidade pré-selecionada (D. Fasbinder & Dennison, 2010)

DESVANTAGENS DAS RESTAURAÇÕES DE DISSILICATO DE LÍTIO FABRICADAS EM CAD/CAM

Foi demonstrado que os métodos de fabrico de cerâmicas CAD/CAM induzem tensões internas e causam danos na superfície externa da cerâmica (Sindel & colegas, 1998; Tsitrou & colegas, 2007). As falhas resultantes produzidas pelos processos de fresagem deixam uma zona de dano de 40 a 60 microns, que pode ser a causa predominante da redução da resistência à flexão (Sindel & colegas, 1998), e pode deixar tensões residuais dentro da cerâmica. As tensões internas e os danos externos reduzem significativamente a resistência à fratura das cerâmicas (Lawn & colegas, 2004). Um estudo concluiu que as cerâmicas preparadas industrialmente são mais homogéneas e estruturalmente mais fiáveis do que as cerâmicas prensadas a quente (Tinschert, Zwez, Marx, & Anusavice, 2000). Outro estudo demonstrou que a resistência média à flexão de uma cerâmica vítrea maquinada por CAD/CAM pode ser aumentada em 40% com a colagem adesiva, mas existem ainda outras origens de falha que causam a eventual fratura da cerâmica (Sindel et al., 1998). Além disso, a superfície do entalhe e o ajuste marginal da cerâmica CAD/CAM são limitados pela geometria da preparação, pela precisão ótica do scanner e pela precisão da máquina de fresagem (Tinschert, Natt, Hassenpflug, & Spiekermann, 2004). As primeiras fresadoras de cerâmica comerciais utilizavam uma única mó de diamante; as máquinas actuais utilizam brocas de diamante de três, quatro, cinco, seis e sete eixos do sistema CAM. Subsequentemente, as superfícies das restaurações de cerâmica podem ser fresadas com maior precisão com o aumento dos eixos e ângulos das brocas de diamante. Quanto menor for o número de eixos, maior é a probabilidade de se obter uma superfície "em degrau" ou "sobre-fresada". Os defeitos de superfície resultantes têm uma má adaptação ao pilar do dente e podem ser pontos focais de tensão de tração dentro da cerâmica (Tsitrou, Northeast, & van Noort, 2007). O pó utilizado para adquirir a impressão da imagem intra-oral pode acumular-se entre 20 a 56 microns e até 600 microns em algumas áreas da preparação da cavidade, levando a erros na adaptação marginal e no entalhe da restauração (E. Rekow, 1993). Relativamente à adaptação interna das coroas totalmente em cerâmica, Lee e colegas (2008) sugeriram que podem existir espaços internos relativamente grandes devido ao tamanho da broca e à precisão limitada da digitalização e fresagem. Consequentemente, a camada de cimento aumenta diretamente de forma proporcional ao tamanho da fenda interna. May, Kelly, Bottino e Hill (2012) demonstraram, através da análise de elementos finitos, que os benefícios da ligação a coroas CAD/CAM se perdiam à medida que a espessura do cimento se aproximava dos 450-500 µm devido à espessura da polimerização. Também através da análise de elementos finitos, Rekow, Harsono, Janal, Thompson e Zhang (2006) demonstraram que as tensões aumentam nas coroas de vitrocerâmica com o aumento da espessura do cimento. Além disso, os vazios na camada de cimento da região oclusal apresentam um mecanismo potencial significativo para a falha da coroa, aumentando a tensão de tração na cerâmica (Anusavice & Hojjatie, 1992).

INDICAÇÕES E CONTRA-INDICAÇÕES DO DISSILICATO DE LÍTIO

O dissilicato de lítio pode ser utilizado para facetas "finas" (0,3 mm), inlays e onlays minimamente invasivos, coroas parciais e completas, superestruturas de implantes e próteses dentárias fixas anteriores/premolares de três unidades. As restaurações de dissilicato de lítio podem ser monolíticas ou podem ser cortadas para serem revestidas com uma cerâmica de vidro de nano-fluorapatite para uma estética melhorada (Schweiger, Frank, & Drescher, 1999). Embora possam ser utilizadas para próteses dentárias fixas de três unidades nas áreas anterior e prémolar, as próteses dentárias fixas de quatro ou mais unidades estão contra-indicadas. Outras contra-indicações, consistentes com as de outros materiais cerâmicos, incluem estrutura dentária insuficiente, redução inadequada e a geometria do desenho da preparação (Silva & colegas, 2012).

VANTAGENS E DESVANTAGENS DO DISSILICATO DE LÍTIO

A composição física do dissilicato de lítio contribui para a sua elevada resistência à flexão, capacidade de limitar a propagação de fissuras, capacidade de polimento e propriedades ópticas. O dissilicato de lítio apresenta uma elevada resistência à flexão. A translucidez de cerâmicas como o dissilicato de lítio pode ser conseguida através de uma correspondência estreita entre os índices de refração dos cristais e da matriz vítrea (Demy, 1996). Para obter uma maior opacidade, a matriz vítrea pode ser preenchida com outros materiais, como o óxido de alumínio. Quer a restauração seja fabricada por prensagem ou por CAD, o dissilicato de lítio é fornecido como um lingote monolítico pré-fabricado com poucos defeitos internos. O dissilicato de lítio é composto por um padrão altamente denso e interligado de muitos cristais alongados de dissilicato de lítio e cristais secundários de ortofosfato de lítio (Etman, 2009). As dimensões reduzidas e a elevada densidade dos cristais contribuem para a resistência e a capacidade de polimento da cerâmica. Como resultado, é possível obter simultaneamente um elevado brilho e um elevado croma (Biihler-Zemp, Volkel, & Fischer, 2011).Clinicamente, uma das principais deficiências de todas as cerâmicas, incluindo o dissilicato de lítio, é o facto de serem susceptíveis de fratura. As extensões de fissuras parecem ocorrer quando a energia elástica armazenada (energia mecânica) libertada durante a extensão excede a energia necessária para formar novas superfícies (energia de superfície) (J. R. Kelly, 1995); Lawn B, 1993). As falhas superficiais ou fissuras no vidro actuam como concentradores de tensões e determinam a resistência do material, sendo, por isso, mais críticas do que a mesma concentração de tensões internas (Campbell & Kelly, 1989). A fratura em massa, ou falha catastrófica, de restaurações de cerâmica dentária tem sido bem documentada.

Isto pode ocorrer quer a restauração seja monolítica ou estratificada, mas vários outros factores estão envolvidos com as cerâmicas de várias camadas (Lawn & colegas, 2004). Outras variáveis envolvidas na fractografia da cerâmica dentária incluem as propriedades inerentes do material, os modos de carga oclusal, o ambiente e a magnitude das forças aplicadas e as tensões residuais ou falhas no material (Bhowmick & Melendez-Martinez, 2007). Além das suas propriedades ópticas, os dissilicatos de lítio via prensa e CAD/CAM têm valores de resistência à fratura (Krc) mais elevados, de 2 - 2,5 MPa mm e 2,5 - 3 MPa mm, respetivamente, do que uma cerâmica vítrea convencional de 1,2 - 1,4 MPa m1\2 (Wiedhahn, 2007). A resistência à fratura indica a resistência de um material à propagação de fissuras. Uma vez que as restaurações de cerâmica dentária falham através do crescimento de fissuras a partir de falhas existentes, a resistência à fratura é um excelente valor preditivo da quantidade de tensão clínica que uma restauração de cerâmica pode suportar antes da fratura (J. Kelly, 2004). No dissilicato de lítio, as fissuras propagam-se intragranularmente, através da matriz vítrea, devido à microestrutura de alta densidade de cristais de reticulação (60-70%). Uma ligação fiável de resina é possível através da capacidade de gravar adequadamente com ácido esta matriz vítrea para aumentar a área de superfície, diminuir a energia livre da superfície e deixar a exposição aos cristais de dissilicato de lítio.

DISCUSSÃO

Hung 2008, publicou um estudo sobre os efeitos da retificação clínica simulada e do tratamento térmico subsequente na cicatrização de microfissuras de uma cerâmica de dissilicato de lítio. O resultado do estudo foi que a retificação de cerâmicas de dissilicato de lítio com ferramentas de corte rotativas diamantadas pode introduzir falhas e fissuras, pelo que se sugerem tratamentos térmicos subsequentes, queima de facetas ou vitrificação. Uma das limitações deste estudo é que a profundidade do ajuste não foi fornecida e os ajustes foram efectuados na "superfície oclusal". Além disso, foi utilizado um arranjo de carga anel-sobre-três-bolas, o que pode levar a lascamento da borda devido a tensões de contacto. No presente estudo, foi utilizado um teste anel-sobre-anel porque (1) produz um estado de tensão equibiaxial e (2) uma vez que a carga é distribuída por uma área maior do espécime, as falhas causadas por tensões de contacto são minimizadas. O resultado do presente estudo mostrou que um tratamento de envidraçamento melhora a resistência e a carga até à rotura d o material em geral e dos espécimes danificados. Além disso, verificou-se que, no teste de carga até à rotura, Parte I, o tratamento com vidrado resultou em grupos danificados e reparados que não eram significativamente diferentes do controlo. No teste de carga monotónica até à rotura (pressão de contacto), Parte II do estudo, todos os espécimes passaram por um ciclo de vidrado natural antes de iniciar os procedimentos experimentais. O módulo de Weibull descreve a fiabilidade de um material. Quanto mais elevado for o módulo de Weibull, mais fiável é o material. Tanto os grupos de controlo como os grupos que receberam um tratamento de vitrificação após o ajustamento demonstraram um módulo de Weibull mais elevado em comparação com os espécimes alienados ou não vitrificados. Os grupos de controlo apresentaram o módulo de Weibull mais elevado. O grupo ajustado com diamante de ambas as partes do estudo apresentou um módulo de Weibull baixo. Parece que o ajuste do diamante ao dissilicato de lítio e.max Press, sem qualquer outro tratamento de vitrificação, pode levar a falhas e defeitos materiais que reduzem a fiabilidade do material. Em resumo, este processo ocorre induzindo primeiro a deformação elástica quando o instrumento de retificação (broca de diamante) entra em contacto com a cerâmica, à medida que a carga de contacto entre estes substratos aumenta, inicia-se a deformação plástica e aumenta a acumulação de tensões residuais. À medida que os danos se acumulam, ocorre um mecanismo de crescimento de fissuras subcríticas. A formação de fendas é geralmente induzida por um desequilíbrio no mecanismo de deformação elástico-plástico associado à concentração de tensões residuais (Marshall et al., 1983). A maior parte da energia envolvida na remoção de material durante a fresagem (1- pelo atrito entre o instrumento de corte e a cerâmica; e 2- pela deformação superficial/sub-superficial e indução de fissuras) é libertada como energia térmica, ou seja, aumentando a temperatura local (Rekow e Thompson, 2005). Entretanto, o arrefecimento concomitante durante a fresagem, para reduzir e controlar a temperatura, pode contribuir para a acumulação de tensões residuais e para a ocorrência de danos na subsuperfície (Rekow e Thompson, 2005). Por conseguinte, a literatura já demonstrou que a fresagem desencadeia uma cascata de eventos na superfície e subsuperfície da cerâmica, resultando em fissuras radiais e laterais, lascas, danos e introdução de tensões residuais (Marshall et al., 1983; Rekow e Thompson, 2005; Sindel et al., 1998; Zhang et al., 1999). Todos estes factores conduzem a potenciais locais de iniciação de fratura e consequente falha da respectiva restauração num ambiente clínico (Rekow e Thompson, 2005; Sindel et al., 1998). No entanto, os nossos dados suportam que o aumento da experiência da broca (como resultado da sequência de fresagem) e a consequente degradação desencadeada pela ferramenta de moagem não influenciaram o mecanismo acima mencionado, pelo que não foi possível detetar qualquer efeito no comportamento à fadiga das restaurações cerâmicas coladas, tal como já foi encontrado em estudos anteriores (Madruga et al., 2019; Corazza et al., 2015). A análise de XRD no presente estudo corrobora a descoberta acima mencionada, uma vez que não foi possível encontrar tensão residual na fase cristalina de dissilicato de lítio de espécimes condicionados e não condicionados. No caso dos provetes não condicionados, tal deveu-se provavelmente à moagem na fase azul, quando o material é mais macio (Denry e Holloway, 2010), associada à queima de cristalização que liberta tensões residuais (Denry, 2013). Outra possível explicação é a existência de microfissuras na subsuperfície (Rekow e Thompson, 2005), levando também ao relaxamento de tensões residuais da superfície fresada (Serbena e Zanotto, 2012). Apesar disso, é importante ressaltar que os mecanismos de crescimento de trincas por fadiga e subcríticas são dependentes do tempo, da carga e da frequência, entre outros parâmetros de ensaio. Outro fator importante é a realização de tratamentos de superfície na superfície fresada para melhorar a ligação após a fresagem. MurilloGómez et al. (2018) elucidaram que o condicionamento com ácido fluorídrico a 5% por 20s (protocolo aqui utilizado) atua até uma profundidade de $57,4 \pm 15,3\mu m$, promovendo a dissolução da matriz vítrea. Essa influência poderia ser suficiente para reduzir qualquer dano induzido pela fresagem, mascarando o efeito de tal fator na superfície final e, consequentemente, nas propriedades das restaurações adesivas. A quantidade de dissolução do vidro e o efeito do condicionamento ácido dependerão obviamente da microestrutura da cerâmica considerada e dos parâmetros utilizados para o tratamento de superfície, como a concentração de ácido fluorídrico e o tempo de condicionamento (Murillo-Gómez et al., 2018; Addison et al., 2007). Uma vez que as cerâmicas são materiais frágeis, as suas propriedades mecânicas são altamente influenciadas pela população de defeitos de superfície (Kelly et al., 2010), especialmente quando ocorre concentração de tensão de tração. A carga mastigatória intermitente do ambiente oral resulta numa concentração de tensões de tração na superfície do entalhe (cerâmica-cimento-substrato). Relativamente à rugosidade, Addison et al. (2012) observaram que a sequência de fresagem influenciou a rugosidade da superfície, o que está de acordo com as observações do presente estudo. De facto, a rugosidade final de um material fresado está intrinsecamente ligada à capacidade de corte do instrumento de fresagem, e a capacidade de corte pode ser influenciada pelo tempo de vida do instrumento. Por conseguinte, o tempo de vida das brocas pode ser reduzido aquando da fresagem de materiais mais duros (ou seja, cerâmicas de dissilicato de lítio) (Curran et al., 2017). Fraga et al. (2017) observaram que o aumento da rugosidade levou a um impacto deletério na resistência à flexão biaxial sob fadiga da cerâmica de dissilicato de lítio, o que não foi corroborado pelos nossos dados. A razão para tal discordância pode ser o facto de este estudo anterior não ter considerado o efeito da cimentação adesiva. Após a cimentação, os defeitos superficiais são preenchidos pelo cimento resinoso (de Kok et al., 2017), o que melhora a distribuição de tensões e impede a abertura de fissuras a partir da superfície do entalhe cerâmico, constituindo um mecanismo conhecido como ponte de fissuras (Wang et al., 2007; de Kok et al., 2017; Monteiro et al., 2018; Xiaoping et al., 2014). Tendo em consideração as limitações inerentes aos cenários in vitro para imitar a complexidade das forças exercidas durante a função mastigatória e as particularidades do ambiente intraoral, devem ser tomadas precauções para extrapolações clínicas a partir dos resultados do presente estudo. O desenho assistido por computador e o fabrico assistido por computador (CAD/CAM) foram introduzidos pela primeira vez na medicina dentária na década de 1980. Tanto os desenvolvimentos de hardware como de software melhoraram a precisão, a facilidade de utilização e o desempenho clínico das restaurações. Os sistemas CAD/CAM são normalmente classificados como "insourcing" (ou "chairside"), em que a restauração é fabricada no consultório do médico, ou "outsourcing", em que o processo de fabrico é parcial ou totalmente realizado por um laboratório dentário com ou sem o apoio de um centro de fresagem. Para a abordagem chairside, o objetivo é produzir uma restauração protética numa única consulta, com todo o processo de fabrico realizado no consultório dentário. O sistema CEREC foi inicialmente desenvolvido há mais de 25 anos com o objetivo de fabricar uma restauração de cerâmica dentária no mesmo dia. Os melhoramentos contínuos deste sistema e, em particular, as melhorias recentes levaram a uma maior aceitação na prática dentária. Juntamente com as melhorias de hardware e software, os materiais foram melhorados e/ou desenvolvidos recentemente. Para o sistema CEREC, estão disponíveis vários materiais e os critérios de seleção estão relacionados com a utilização clínica, sendo as propriedades mecânicas e ópticas fundamentais. De entre estes materiais, os metais e os materiais cerâmicos de alta resistência são geralmente utilizados para obter uma estrutura que requer um revestimento cerâmico, necessitando assim de acesso a outsourcing. Alguns materiais requerem processos de fabrico adicionais, como a sinterização ou a infiltração de vidro, que têm de ser realizados em fornos específicos.

Outros materiais, como o dissilicato de lítio, requerem um processo de fabrico adicional demorado (cristalização) que tem de ser efectuado num forno, pelo que dificilmente podem ser definidos como materiais de apoio à cadeira. Por outro lado, as cerâmicas feldspáticas e reforçadas com leucite requerem apenas um procedimento de acabamento e polimento que pode ser efectuado manualmente, pelo que são adequadas para utilização em consultório. Estes materiais combinam as vantagens das restaurações em cerâmica pura (por exemplo, aspeto estético, biocompatibilidade e durabilidade) com as vantagens de serem fabricadas por um sistema CAD/CAM (por exemplo, poupança de tempo, eficácia de custos e controlo de qualidade). Embora estes materiais tenham sido objeto de várias investigações, só no final de 2008 é que a Organização Internacional de Normalização divulgou a especificação para testar algumas das propriedades dos materiais CAD/CAM, em particular a resistência à flexão dos materiais cerâmicos CAD/CAM. Nestas especificações ISO, foram indicados os valores médios mínimos de resistência à flexão para as várias indicações clínicas, bem como a especificação necessária para efetuar a estatística de Weibull para materiais CAD/CAM de cerâmica dentária. As cerâmicas estéticas, utilizadas em facetas, inlays e onlays, são classificadas como cerâmicas de Classe 1 e devem ter uma resistência à flexão média mínima de 50 MPa; as cerâmicas estéticas, utilizadas em próteses unitárias anteriores ou posteriores cimentadas adesivamente, são classificadas como cerâmicas de Classe 2 e devem ter uma resistência à flexão média mínima de 100 MPa. Uma vez que a maioria destes materiais foi comercializada antes da publicação das normas ISO comunicadas, é de interesse testar os materiais cerâmicos disponíveis no mercado para utilização em consultório com o sistema CEREC. Isto irá verificar se estas cerâmicas cumprem a norma ISO para as indicações clínicas dadas pelos fabricantes e permitir uma comparação das resistências à flexão médias. A exceção é o Triluxe, o Triluxe Forte e o Cerec Blocs PC, para os quais não existe indicação para inlays. Para o Cerec Blocs PC, também não há indicação de utilização para onlay. Foi encontrada uma diferença estatisticamente significativa ($P<0,001$) na resistência média à flexão dos materiais testados, levando também à rejeição da segunda hipótese nula. Além disso, apesar da comercialização de diversos materiais CAD/CAM, existem poucos estudos independentes publicados. Entre os materiais testados no presente estudo, o Mark II foi previamente investigado noutros trabalhos. Tinschert et al relataram que o Mark II tem uma resistência à flexão de 86,3 ± 4,3 MPa quando medido com um teste de flexão de quatro pontos, (4BPT), enquanto Buso et al relataram uma média de resistência à flexão biaxial (BFS) de 102,1 ±13,65 MPa. Deve ter-se em conta que as cerâmicas reforçadas com feldspato e leucite requerem um passo de cimentação adesiva, tal como especificado na classificação de cerâmicas apresentada na norma ISO 6872:2008. Se for utilizada uma cerâmica estética para o fabrico de coroas não cimentadas adesivamente, o requisito da resistência média mínima à flexão é de 300 MPa (cerâmica de Classe 3). May et al demonstraram que as cargas de falha de uma coroa de cerâmica CAD/CAM dependem da condição de ligação e da espessura do cimento. Os autores efectuaram uma análise de elementos finitos (FEA) e testes físicos; nesse estudo, foram recomendados espaços de pré-cimentação de cerca de 50-100 µm; além disso, perderam-se os benefícios da ligação com espessuras próximas de 450-500 µm devido a tensões de contração de polimerização. A resistência à flexão pode ser considerada uma propriedade mecânica relevante para materiais frágeis que são muito mais fracos em tensão do que em compressão. As formas mais comuns de avaliar esta propriedade são o ensaio de flexão de três pontos (3PBT), o ensaio de flexão de quatro pontos (4PBT) e o ensaio de flexão biaxial (BFT, por vezes referido como BFS ou ensaio "pistão sobre três esferas").16,20 Em todos estes ensaios, é aplicada uma carga estática até à falha. Além disso, os materiais CAD/CAM são normalmente comercializados em blocos, e a preparação das barras de secção retangular necessárias para o 3PBT e o 4PBT é simplificada em relação à necessária para o BFT, em que tem de ser produzido um disco. Além disso, para obter espécimes de disco precisos com as dimensões requeridas de 12-16 mm de diâmetro e $1,2 \pm 0,2$ mm de espessura, é necessário um aparelho de fresagem, enquanto que para a preparação de espécimes em forma de barra não é necessário. Os resultados do 3PBT e do 4PBT estão, no entanto, relacionados, com o 4PBT a fornecer valores geralmente mais baixos. Reconhece-se que as propriedades físicas das cerâmicas dentárias não devem ser caracterizadas apenas pela resistência à flexão. Estando associada à distribuição do tamanho da fenda, é muitas vezes preferível obter um m mais elevado, mesmo que associado a uma resistência média à fratura ligeiramente inferior, do que um m mais baixo associado a uma resistência média à fratura superior.

Os materiais com módulos de Weibull elevados são mais previsíveis e menos susceptíveis de rutura a uma tensão muito inferior a um valor médio. A leucite é adicionada às porcelanas pelos fabricantes para melhorar a resistência à propagação de fissuras, devido ao fenómeno de deflexão das fissuras em torno da leucite, obtendo-se assim uma maior resistência à fratura. Seria de esperar que os materiais cerâmicos reforçados com leucite obtivessem valores mais elevados de resistência à flexão, resistência caraterística e módulo de Weibull quando comparados com os materiais feldspáticos. No entanto, neste estudo, as cerâmicas indicadas como "reforçadas com leucite" pelos fabricantes não obtiveram melhores resultados do que as cerâmicas feldspáticas, exceto para a resistência à flexão e a resistência caraterística do IPS Empress CAD LT. Isto está de acordo com o estudo realizado por Cesar et al, que verificou que o teor de leucite não afectou a resistência ao crescimento lento de fissuras, independentemente do ambiente de teste (ar ou saliva artificial). A otimização da microestrutura da cerâmica de vidro reforçada com leucite pode melhorar a resistência à flexão biaxial. Esta descoberta foi recentemente confirmada por Chen et al, que encontraram uma maior resistência à flexão e um módulo de Weibull, ambos medidos com um BFT, através da otimização da microestrutura de uma vitrocerâmica de leucite de grão fino. O 3PBT realizado no presente estudo tem a limitação de ser um teste monotónico, no qual a carga é aplicada até à falha do espécime. Isto não é completamente representativo da situação clínica em que a restauração é sujeita a cargas cíclicas e variações térmicas. O método de ensaio é um parâmetro muito importante para materiais frágeis e foi demonstrado que uma alteração no método de ensaio pode resultar em valores de resistência à flexão significativamente diferentes. Uma vez que não existem atualmente revisões sistemáticas sobre a resistência à flexão, no presente estudo seguiu-se rigorosamente a norma ISO 6872:2008, para a preparação e armazenamento de amostras, para a configuração do aparelho de ensaio e para a expressão dos resultados. Esta abordagem permitiu a apresentação de um relatório da resistência média à flexão dos materiais cerâmicos para CEREC CAD/CAM em uso em consultório. Relativamente à correlação entre a espessura da camada de cimento e as cargas de fratura das restaurações de coroas em cerâmica pura, não foi encontrada qualquer influência estatisticamente significativa da espessura do cimento nas cargas de fratura. Vários estudos in vitro investigaram a influência da espessura da camada de cimento na resistência à fratura de cerâmicas dentárias de desenho plano (Kurtoglu et al. 2008, Silva et al. 2008, Salazar Marocho et al. 2011). Foi encontrada uma fiabilidade significativamente mais baixa sob carga de fadiga para espécimes de três camadas com camadas espessas de cimento resinoso (110-140 µm) armazenados durante 60 dias em água. No entanto, a elevada fiabilidade encontrada para camadas finas de cimento (40-100 µm) não foi reduzida pelo armazenamento em água (Silva et al. 2008). Noutro estudo, que investigou a influência da espessura do cimento na resistência de união ao cisalhamento de materiais de núcleo de resina à cerâmica de dissilicato de lítio, os valores médios de resistência de união ao cisalhamento registados com uma camada de cimento resinoso de 50 μm de espessura foram estatisticamente superiores aos valores com uma camada de resina de 100 μm de espessura (Cekic-Nagas et al. 2010). Recomenda-se um intervalo de espessura de cimento entre 50-100 μm para coroas dentárias fabricadas em CAD/CAM, uma vez que os benefícios da ligação se perderam com um intervalo de espessura entre 450-500 μm devido a tensões de contração de polimerização (May et al. 2012). No entanto, deve notar-se que a espessura do cimento é de importância secundária para as tensões no núcleo ou na faceta quando comparada com a influência das condições de carga ou do módulo de elasticidade do cimento (Liu et al. 2011). De facto, a cerâmica, sendo um material frágil, tem maior probabilidade de falhar devido a tensões de tração concentradas na subsuperfície do núcleo (fratura em bloco) e/ou na camada de revestimento (lascagem) sob carga. No presente estudo, foram utilizadas imagens microscópicas de cinco espécimes de cada grupo testado para medir o tamanho da área de contacto boca-movimento. A variação de valores foi entre 2,68 mm² e 16,40 mm². A análise estatística dos dados recolhidos não mostrou qualquer influência significativa do tamanho da área de contacto nas cargas de fratura dos materiais cerâmicos testados. Consequentemente, o movimento de deslizamento gerou um elevado desgaste e uma grande área de contacto em comparação com os outros materiais testados. O tamanho da área de contacto oclusal é um dos factores que pode influenciar as cargas necessárias para a formação de fissuras subsuperficiais e falhas das cerâmicas dentárias. A utilização de pequenos indentadores em estudos in vitro não cria condições de contacto clinicamente análogas (Yi e Kelly 2008). Uma pequena área de contacto pode concentrar tensões de tração na camada interfacial, levando à formação de fissuras (Kelly 1999).

A adição de um movimento de deslizamento lateral cria fricção entre o indentador e a superfície cerâmica e pode alterar significativamente a carga para iniciar fissuras no cone. Com movimentos de deslizamento lateral do indentador na superfície cerâmica, a localização da tensão máxima desloca-se para mais longe da área de contacto do indentador quando o atrito é incluído (Rekow et al. 2011). A carga de contacto do indentador produz fissuras superficiais, que se formam inicialmente por pop-in e estão localizadas fora da área de contacto, propagando-se posteriormente para camadas mais profundas.

Estas fissuras podem causar a falha da cerâmica dentária (Bhowmick et al. 2007, Rekow et al. 2011). Apesar da diferença na formulação do material, não foi encontrada nenhuma correlação entre as cargas de fratura e a espessura da camada de cimento, o tamanho da área de contacto ou o comprimento da fenda. Este facto pode ser atribuído à aplicação monolítica dos materiais totalmente cerâmicos CAD/CAM (cerca de 2 mm de espessura oclusal), o que elementa as tensões térmicas residuais inerentes geradas em sistemas totalmente cerâmicos de duas camadas. Com base nestes resultados, a quarta hipótese nula - de que a espessura da camada de cimento, o tamanho da área de contacto e o comprimento da fenda afectam as cargas de fratura dos materiais testados - foi rejeitada. A resistência ao cisalhamento entre o cimento resinoso e a cerâmica de dissilicato de lítio foi testada após diferentes protocolos de condicionamento, diferentes tratamentos térmicos e coloração intrínseca. Os resultados suportam a aceitação parcial da hipótese de casco testada, uma vez que os diferentes protocolos de tratamento da cerâmica não tiveram influência significativa na ligação com o agente de cimentação. No entanto, a topografia do material cerâmico foi alterada com as diferentes temperaturas de aquecimento que foram testadas e quando foi efectuado o condicionamento ácido. A utilização de coroas monolíticas tem aumentado devido à sua elevada resistência à fratura (Sulaiman et al. 2015).

As coroas monolíticas são frequentemente fabricadas em CAD/CAM para posterior matização e coloração para obter a cor final da restauração (Culp & McLaren 2010; Pieger et al. 2014). O método de coloração para o material cerâmico de dissilicato de lítio testado neste estudo pode ser realizado durante o processo de cristalização ou num segundo ciclo de queima, como foi utilizado neste estudo. A integridade da superfície de cerâmicas manchadas extrinsecamente foi perdida após 11,4 anos de simulação de escovagem (Bativala et al. 1987). Outro estudo (Garza et al. 2016) relatou que a coloração extrínseca é significativamente afetada pelo tempo de escovagem dos dentes devido à exposição direta ao ambiente oral. O desgaste da cor do material pode ser minimizado pela técnica de coloração intrínseca. Este estudo não encontrou qualquer influência significativa na resistência de união ao cisalhamento de um segundo ciclo de queima após a cristalização do dissilicato de lítio. Isto está de acordo com um estudo anterior (Yuan et al. 2013) que testou o efeito de diferentes tempos de sinterização na resistência à flexão e translucidez da cerâmica de dissilicato de lítio e encontrou uma estrutura cristalina semelhante apesar dos processos de sinterização repetitivos. A adesão entre o material de restauração, o agente de cimentação e a estrutura dentária é tanto química como mecânica (Saracoglu et al. 2004). O condicionamento da superfície com HF e um agente de acoplamento de silano são normalmente utilizados para a cimentação de restaurações cerâmicas com cimento de resina e a estrutura dentária. A ligação entre os óxidos de sílica presentes na superfície da cerâmica e o cimento resinoso é conseguida por agentes de acoplamento de silano através de ligações de siloxano (Brentel et al. 2007). Este facto pode ter influenciado os resultados encontrados neste estudo, uma vez que os componentes químicos mais presentes na superfície intrinsecamente corada foram o Oxigénio e o Silício, sugerindo assim uma maior presença de Dióxido de Silício (SiO2) que favoreceu a resistência de união ao cisalhamento. O ataque ácido com 10% de HF remove seletivamente a matriz vítrea, expondo assim os cristais de dissilicato de lítio, o que está de acordo com as imagens SEM encontradas neste estudo para o grupo 1 (Blatz et al. 2003). A coloração intrínseca dos espécimes do grupo 3 foi parcialmente removida, limitando assim a identificação do seu correto acondicionamento. Este facto poderá ter contribuído para a maior prevalência de falhas coesivas no interior da coloração intrínseca que se verificou neste grupo. A topografia do grupo 5 foi semelhante com e sem condicionamento ácido com HF 10%, o que provavelmente contribuiu para a maior presença de falhas adesivas. A coloração intrínseca não teve efeito significativo na resistência ao cisalhamento, independentemente da temperatura de aquecimento utilizada no segundo ciclo de queima. No entanto, verificou-se uma diminuição de 17% na resistência ao cisalhamento quando os espécimes foram aquecidos a 800 °C (Grupo 5). A falha adesiva ocorreu na maioria dos espécimes que foram testados. A restauração de dentes com coroas metalo-cerâmicas de cobertura total tem sido o padrão de ouro há mais de cinco décadas, embora, em comparação com os dentes naturais, apresentem frequentemente uma aparência estética comprometida.

Por conseguinte, a procura de um material dentário ideal que transmita e refracte a luz como um dente natural levou ao desenvolvimento de restaurações em cerâmica pura. Atualmente, os sistemas de cerâmica pura podem ser classificados em dois grupos principais: os que se baseiam em cerâmicas de óxidos, como a zircónia, que têm uma elevada resistência mecânica, e os que se baseiam em cerâmicas de sílica, como o dissilicato de lítio, que têm propriedades mecânicas reduzidas, mas uma melhor translucidez e resultados estéticos, mesmo quando comparados com a moderna zircónia cúbica/tetragonal de alta translucidez.

O dissilicato de lítio pode ser cimentado de forma convencional ou adesiva à estrutura dentária. A escolha da cimentação, convencional ou adesiva, deve estar em correspondência com a dimensão do pilar. A cimentação convencional está associada à simplicidade da técnica, enquanto a cimentação adesiva está associada a um procedimento de várias etapas sensível à técnica, que é problemático em casos de margens subgengivais.

O sucesso clínico das restaurações de cerâmica adesiva está fortemente dependente do cimento resinoso de cimentação e dos procedimentos de cimentação, incluindo o tratamento da superfície da cerâmica. O tratamento da superfície do dissilicato de lítio é obtido através da combinação de ácido fluorídrico (HF) e subsequente aplicação de silano. Durante o procedimento de cimentação, formam-se ligações químicas e interação micromecânica na interface resina-cerâmica. A retenção micromecânica é proporcionada pelo condicionamento ácido com HF da superfície cerâmica, enquanto o acoplamento químico é proporcionado pela aplicação de um agente de acoplamento de silano. O HF remove a matriz de vidro e a segunda fase cristalina (ortofosfato de lítio), criando uma superfície rugosa com irregularidades no dissilicato de lítio para ligação. Além disso, o agente de acoplamento de silano promove a adesão química entre a sílica na fase vítrea da cerâmica e a fase orgânica (os grupos de metacrilato) do cimento resinoso através de ligações de siloxano. Tem sido comercializada uma variedade de primários de silano, mas a maioria contém soluções alcoólicas diluídas (2-5 wt%) de 3 -meth-acryl-oxy-propyl-tri-methoxy-silane (MPTMS), quer como sistemas de dois frascos para ativação hidrolítica antes da aplicação, quer como uma forma pré-hidrolisada de um único frasco.De acordo com as instruções de utilização do fabricante, recomenda-se o condicionamento da superfície de dissilicato de lítio com ácido HF a 5% durante 20 s. No entanto, em muitos estudos, foi utilizada uma concentração mais elevada (9,5-10%) de ácido HF. Esta concentração mais elevada corresponde ao tratamento de superfície recomendado para a cerâmica feldspática, que é normalmente 9-10% HF. Os estudos que analisaram o efeito do sobrecondicionamento (maior concentração de ácido e/ou maior tempo de exposição) na resistência de união (SBS) do dissilicato de lítio ao cimento resinoso conduziram a resultados contraditórios. Prochnow et al. avaliaram os efeitos de diferentes concentrações de ácido HF na carga cíclica até à falha de coroas CAD-CAM de dissilicato de lítio cimentadas por cimento resinoso à dentina e não encontraram qualquer efeito negativo das diferentes concentrações de HF. Fonzar et al. estudaram a influência da concentração de ácido HF e do tempo de condicionamento ácido na resistência de ligação ao microcisalhamento (μSBS) de cerâmicas de vidro de silicato de lítio a cimentos de resina e demonstraram que, embora o material e a concentração de HF influenciassem a μSBS, o tempo de condicionamento ácido não era um fator influente. A conclusão deles foi que o tratamento de condicionamento mais efetivo para o dissilicato de lítio foi o uso de HF 4,9% por 20 s. Em contraste, Sudré et al. avaliaram o efeito de diferentes concentrações de ácido HF na rugosidade da superfície do IPS e.max Press e na resistência de união aos cimentos resinosos e mostraram que a concentração de HF e o tempo de exposição afetam significativamente o SBS entre o IPS e.max Press e o cimento resinoso. A conclusão deles foi que o maior valor de rugosidade foi obtido com 10% de HF, por 20-40 s, mas que o maior valor de resistência de união foi produzido com 5% de HF, por 40 s. Comparando o IPS e.max CAD, o IPS Empress CAD e o IPS e.max Press, Veríssimo et al. demonstraram que, para o IPS e.max Press, 10% de HF, por 60 s, mostrou uma resistência de união significativamente maior ao cimento resinoso, enquanto que para o IPS e.max CAD e IPS Empress CAD, a recomendação foi de 5% de HF por 20 s. Há alguns anos, foi lançado um produto alternativo, chamado Monobond Etch and Prime (Ivoclar Vivadent, Schaan, Liechtenstein), que é um primer cerâmico autocondicionante (EP), contendo o agente de condicionamento ácido e os componentes de silano no mesmo frasco, para condicionamento ácido e silanização simultâneos. O produto não contém ácido HF, que foi substituído por uma solução de água/álcool de um condicionador de trifluoreto de tetrabutil amónio e dihidrogénio (TADF). O desempenho deste primário autocondicionante foi comparado com o método convencional de tratamento de superfícies que combina a aplicação prévia de ácido HF e a subsequente silanização, tendo sido considerado semelhante.

Atualmente, existem dados inconclusivos entre os estudos sobre o método preferível para tratar o dissilicato de lítio antes da cimentação com cimento resinoso, relativamente a um tratamento de superfície com 5% em comparação com 9% de HF, bem como a quantidade de tempo de condicionamento que é necessário. Assim, o objetivo do presente estudo foi avaliar a influência da concentração de ácido HF (5% vs. 9%) e do tempo de condicionamento (20 vs. 90 s) na resistência ao cisalhamento do cimento resinoso de polimerização dual à cerâmica de dissilicato de lítio prensada, em comparação com o tratamento com um primer autocondicionante para cerâmica vítrea (EP). A nossa hipótese nula era que diferentes concentrações de ácido HF.

Os resultados do presente estudo levaram à rejeição parcial da nossa hipótese nula; a concentração de ácido HF afectou os valores de resistência da ligação, enquanto o tratamento de superfície com 9% de HF mostrou uma EBE significativamente mais elevada do que o tratamento com 5% de HF. Isto reflecte-se tanto em valores de η (MPa) significativamente mais elevados como numa maior fiabilidade (parâmetro β). No entanto, os valores de SBS não foram afectados significativamente pelo tempo de condicionamento nos grupos de 5% ou 9% de HF. Mesmo que IPS e.max CAD e Press tenham, inicialmente, uma composição de material similar, o manuseio e os passos do processo diferem e, por conseguinte, o resultado final das propriedades do material diferem, o que inclui também outras cerâmicas de vidro à base de silicato de lítio. Esta é a razão pela qual os resultados devem ser relacionados somente com o IPS e.max Press. A microestrutura do dissilicato de lítio consiste em pequenos cristais de dissilicato de lítio, entrelaçados, densamente empacotados, semelhantes a agulhas, que são orientados aleatoriamente, com a adição de cristais secundários de ortofosfato de lítio muito menores. A gravação por HF produz uma superfície porosa ao dissolver e remover a matriz vítrea que contém sílica e silicatos. A fase cristalina secundária proporciona uma maior retenção micromecânica da superfície. O HF a 9% pode ter um efeito adicional sobre essa segunda fase, proporcionando assim uma maior retenção micromecânica em comparação com o HF a 5%. Alguns destes resultados são consistentes com os anteriormente registados. Fonzar et al. testaram a influência da concentração de ácido HF e do tempo de condicionamento na resistência de união ao microcisalhamento (µSBS) de cerâmicas de vidro de silicato de lítio (silicato de lítio reforçado com zircónia) e IPS e.max CAD a cimentos de resina. À semelhança dos nossos resultados, foi demonstrado que a adesão foi afetada pela concentração de ácido HF, mas não pelo tempo de condicionamento. Ao contrário dos nossos resultados, a sua conclusão foi que o tratamento de condicionamento mais eficaz foi o HF a 4,9% durante 20 s, especialmente para cerâmicas de vidro de silicato de lítio reforçadas com zircónia. No entanto, é de notar que o cimento resinoso utilizado no seu estudo foi o RelyX Unicem 2, que é um cimento resinoso autoadesivo, enquanto que nós utilizámos um cimento de cimentação de resina composta de polimerização dupla. Veríssimo et al. compararam o efeito da concentração de ácido HF (5% vs. 10%) e do tempo de condicionamento (20 s vs. 60 s) na resistência de união ao cisalhamento do IPS e.max CAD, IPS Empress CAD e IPS e.max Press a um cimento resinoso. A interação "concentração de ácido X cerâmica" teve um efeito significativo na SBS; contudo, os factores "cerâmica" e "tempo de condicionamento" não influenciaram os resultados. De acordo com as suas conclusões, para as cerâmicas CAD/CAM reforçadas com dissilicato de lítio e leucite, foi recomendado um condicionamento ácido com 5% de HF durante 20 s, mas para a cerâmica de dissilicato de lítio prensada, 10% de HF durante 60 s mostrou uma resistência de união significativamente mais elevada. Isto está de acordo com os nossos resultados, porque a IPS e.max Press apresentou os melhores resultados com um tratamento de superfície com 9%, comparado com 5% de HF. Os resultados actuais, que mostram que o tempo de condicionamento não afectou os valores de resistência de união, não estão de acordo com outros relatórios anteriores. Sudré et al. testaram a influência da concentração de ácido HF (5% vs. 10%) e do tempo de condicionamento (20 s, 40 s e 60 s) na rugosidade da superfície e na resistência de união ao microcisalhamento do cimento resinoso autoadesivo às amostras de IPS e.max Press. Embora o valor da rugosidade da superfície tenha sido influenciado tanto pela concentração de ácido como pelo tempo de exposição, a resistência de união foi afetada apenas pelo tempo de exposição; nos grupos de 5% e 10% de HF, o valor mais elevado de resistência de união foi obtido com um tempo de condicionamento de 40 s. No entanto, quando o tempo de exposição foi aumentado para 60 s, a rugosidade da superfície e a resistência de união foram reduzidas, provavelmente devido à destruição parcial dos cristais de dissilicato de lítio. No nosso estudo, o tempo de condicionamento testado foi de 20 s (de acordo com a recomendação do fabricante) vs. 90 s (como recomendado para o tratamento de superfície de cerâmica feldspática), sem diferença significativa no SBS. Não dispúnhamos de grupos de 40 ou 60 s para comparar. Ao recomendar uma combinação de concentração de ácido e tempo de exposição, outros factores que não foram testados no presente estudo também devem ser avaliados, principalmente a resistência da cerâmica após o condicionamento ácido e a colagem e as suas propriedades ópticas.

Prochnow et al. avaliaram os efeitos de diferentes concentrações de ácido HF de 3%, 5% ou 10% na carga cíclica até à falha de coroas CAD-CAM de dissilicato de lítio cimentadas com cimento de resina e não encontraram nenhum efeito negativo das diferentes concentrações de HF. De modo similar, em um estudo anterior de Prochnow et al., a rugosidade da superfície e a resistência à flexão dos blocos e.max CAD foram testadas, após o uso de diferentes concentrações de ácido HF de 3%, 5% ou 10%. Nenhum efeito das

Foi encontrada uma concentração de ácido HF nos valores da rugosidade e da resistência média à flexão. Em ambos os estudos acima mencionados, foram utilizadas vitrocerâmicas de dissilicato de lítio maquinadas (CAD). As suas imagens SEM indicaram que as diferentes concentrações de ataque ácido HF não alteraram o padrão da superfície do dissilicato de lítio maquinado duro, e não se observou qualquer arrancamento de cristais. Concluíram que a maquinação CAD/CAM altera potencialmente a superfície da cerâmica de dissilicato de lítio e que, quando o ataque ácido HF é aplicado, não se verifica a extração de cristais de dissilicato de lítio. Assim, para as vitrocerâmicas de dissilicato de lítio maquinadas (CAD), a influência do ataque ácido HF sobrepõe-se ao processo de maquinação. Além disso, é de salientar que no estudo de Prochnow et al. foi aplicada uma carga cíclica no centro da superfície oclusal de cada coroa, enquanto no nosso estudo foi aplicada uma força de corte na interface entre a superfície da cerâmica de dissilicato de lítio e o cimento. As concentrações de ácido HF podem assim afetar a resistência ao cisalhamento da cerâmica ao cimento resinoso, mas isso não seria necessariamente detectado noutras configurações de aplicação de força. Zogheib et al. relataram que um tempo de aplicação mais longo (20, 60, 90 e 180 s) de HF a 4,9% afectou negativamente a resistência à flexão de 3 pontos de blocos de vidro parcialmente cristalizados à base de dissilicato de lítio (IPS e.max CAD), quando comparados apenas com os espécimes de controlo não tratados, mas não entre os próprios tratamentos de HF. A desvantagem deste estudo é que o material foi testado sem ligação adesiva de cimento de resina, que oclui as irregularidades criadas pelo ácido e, assim, diminui o fenómeno de propagação de fissuras do lado da tensão. Aparentemente, as diferentes técnicas de processamento (prensagem vs. CAD/CAM) do material cerâmico de dissilicato de lítio podem influenciar as suas características de superfície e o desempenho à fadiga. Schestatsky et al. demonstraram que as coroas monolíticas de dissilicato de lítio prensadas apresentavam melhor desempenho à fadiga do que as coroas fresadas em CAD/CAM quando cimentadas adesivamente a um material análogo à dentina. Com base nos resultados actuais e nos estudos acima mencionados, o nosso protocolo recomendado é 5% HF durante 20 s, uma vez que o tempo de condicionamento prolongado (90 s) não teve efeito nos valores de SBS. Embora a aplicação de 90 s tenha produzido um parâmetro β mais elevado e, consequentemente, uma melhor fiabilidade, as diferenças não foram estatisticamente significativas. Relativamente à comparação dos valores de EBE n o   presente estudo, entre os tratamentos de superfície por EP versus HF ácido + silano, obteve-se uma EBE significativamente mais elevada em comparação com HF a 5% e nenhuma diferença significativa em comparação com HF a 9% durante 20 s. Estes resultados estão de acordo com estudos anteriores, o que significa que a EP fornece resistências de ligação ao dissilicato de lítio comparáveis às obtidas pelo protocolo de ligação tradicional utilizando o condicionamento ácido HF seguido de silano. No entanto, alguns destes estudos testaram a SBS sem qualquer envelhecimento das amostras, como no presente trabalho, e outros utilizaram a termociclagem como condições de envelhecimento. Tribst et al. encontraram uma resistência de união ainda maior entre a cerâmica e o cimento resinoso quando foi utilizado EP em comparação com HF + silano, mas esta EBE foi reduzida significativamente após a termociclagem.

Schestatsky et al. mostraram que o tratamento de superfície com EP conduziu a um desempenho semelhante à fadiga quando comparado com a aplicação de HF + silano para ambas as técnicas de processamento CAD e de prensagem, mas tendeu a proporcionar uma maior fiabilidade mecânica. Por outro lado, Dimitriadi et al. demonstraram uma SBS significativamente mais baixa com EP em todos os tratamentos/condições de armazenamento, em comparação com HF + silano. Quando o HF foi utilizado sem silano, foram registados valores semelhantes de SBS após armazenamento em água destilada a 37 °C durante 1 semana, mas após a termociclagem (5000 × 5 °C-55 °C, 20 s de tempo de permanência) ou condições de envelhecimento acelerado (imersão em água a 100 °C durante 24 h), o EP apresentou SBS significativamente mais baixo do que o HF sem silano. Foi demonstrado que o mecanismo de ligação do EP está relacionado com a interação dos monómeros fosfóricos e iões cerâmicos, em vez da ligação do silano metacrilato à vitrocerâmica. Após o envelhecimento, o primário de silano autocondicionante manteve-se estável, conservando a atividade silanol original; no entanto, a estabilidade do comonómero de fosfato foi afetada, conduzindo a valores ainda mais baixos do que os do controlo negativo (substrato gravado com HF sem silano).

CONCLUSÃO

O tratamento de glazeamento melhorou as propriedades físicas dos discos IPS e-max Press ajustados, quando submetidos ao teste de flexão biaxial e à carga monotônica até a falha. O ajuste do diamante ao dissilicato de lítio reduziu a confiabilidade do material. Quando os ajustes clínicos são feitos na superfície do entalhe do IPS e-max Press, é recomendado um tratamento de glazeamento subseqüente.A carga média até à fratura dos discos cimentados estava dentro da gama registada de forças de mordedura humana. A maioria das fissuras começou na superfície do entalhe, por meio de fissuras radiais e sem evidência de danos na superfície. Os grupos seguiram uma ordem de classificação semelhante em termos de resistência; o controlo classificou-se como o mais forte, enquanto o ataque ácido classificou-se como o mais fraco.

BIBLIOGRAFIA

1. Christensen GJ. O dilema da restauração cerâmica: onde estamos? J Am Dent Assoc 2011; 142:668-71.

2. Chu SJ. Estratégias clínicas actuais com restaurações de dissilicato de lítio. Compend Contin Educ Dent 2012;33:64-7.

3. Albakry M, Massimiliano G, Swain MV. Resistência à flexão biaxial, módulos elásticos e caraterização por difração de raios X de três materiais totalmente cerâmicos prensáveis. J Prosthet Dent 2003;89:374-80.

4. Ivoclar Vivadent. Disilicato de Lítio IPS e.max: O Futuro da Odontologia Totalmente Cerâmica - Ciência dos Materiais, Aplicações Práticas, Chaves para o Sucesso.
Amherst, NY: Ivoclar Vivadent; 2009:1-15.

5. Malament KA, Socransky SS. Sobrevivência das restaurações dentárias de cerâmica de vidro Dicor ao longo de 16 anos. Parte III: Efeito do agente de cimentação e da estrutura do núcleo do dente ou do substituto do dente. J Prosthet Dent 2001;86:511-19.

6. Pieger S, Salman A, Bidra AS. Resultados clínicos de coroas unitárias de dissilicato de lítio e próteses dentárias fixas parciais: Uma revisão sistemática. J Prosthet Dent 2014;112:22-30.

7. Almeida e Silva JS, Erdelt K, Edelhoff D, Araújo E, Stimmelmayr M, Vieira LCC,et al. Adaptação marginal e interna de próteses dentárias fixas de zircónia de quatro unidades com base em técnicas de moldagem digital e convencional. Clin Oral Investing 2014;18:515-23.

8. Witkowski S, Komine F, Gerds T. Precisão marginal de coifas de titânio fabricadas por técnicas de fundição e CAD/CAM. J Prosthet Dent 2006;96:47-52.

9. Hung C-Y, Lai Y-L, Hsieh Y-L, Chi L-Y, Lee S-Y. Efeitos da retificação clínica simulada e subsequente tratamento térmico na cicatrização de microfissuras de uma cerâmica de dissilicato de lítio. Int J Prosthodont 2008;21:496-8

10. Della Bona A, Borba M. Restaurações em cerâmica pura sobre implantes. Em: Matinlinna JP, editor. Handbook of oral biomaterials (Manual de biomateriais orais). Singapura: Pan Stanford; 2014. p. 517-34.

11. Chang CW, Waddell JN, Lyons KM, Swain MV. Fissuração de superfícies de porcelana resultante de retificação abrasiva com uma turbina de ar dentária. J Prosthodont 2011;20:613-20.

12. Kelly JR, Campbell SD, Bowen HK. Análise da superfície de fratura da cerâmica dentária. J Prosthet Dent 1989;62:536-41.

13. Thompson JY, Anusavice KJ, Naman A, Morris HF. Caracterização da superfície de fratura de coroas de cerâmica pura clinicamente falhadas. J Dent Res 1994;73:1824-32.

14. Ritter JE. Crítica dos métodos de teste para previsões de tempo de vida. Dent Mater 1995;11:147-51.

15. Zogheib LV, Della Bona A, Kimpara ET, Mccabe JF. Efeito da duração do condicionamento com ácido fluorídrico na rugosidade e resistência à flexão de uma vitrocerâmica à base de dissilicato de lítio. Braz Dent J 2011;22:45-50.

16. Xiaoping L, Dongfeng R, Silikas N. Efeito do tempo de condicionamento e da ligação de resina na resistência à flexão da cerâmica de vidro IPS e.max Press. Dent Mat 2014:30; e330- e336.

17. Rosenstiel SF, Baiker MA, Johnston WM. Comparação entre porcelana dentária esmaltada e polida. Int J Prosthodont 1989;2:524-9.

18. Bake CR. História da prótese de coroa e ponte. In: Tylman SD, ed. Teoria e prática da prótese de coroa e ponte. St Louis: The CV Mosby Co, 1965.

19. Ring ME. Dentistry. Uma história ilustrada. New York: Abrams, Abradale; 1992. pp. 15-7.

20. Hoffman-Axthelm W. History of dentistry (História da medicina dentária). Chicago: Quintessence; 1981.

21. Woodforde J. A estranha história dos dentes falsos. London: Routledge and Kegan Paul; 1968. p. 53.

22. Ring ME. Dentistry, an illustrated history. Nova Iorque HN Abrams,1985:160- 181,193-211.

23. Land CH. Arte dentária em porcelana. Dent Cosmos 1903;65:615-20.

24. McLean JW, Hughes HT. O reforço da porcelana dentária com óxidos cerâmicos. Br Dent J 1965;119:251-67.

25. Grossman DG. Processamento de uma cerâmica dentária através de métodos de fundição. In: O'Brien WJ, Craig RG, eds. Actas da conferência sobre desenvolvimentos recentes em cerâmica dentária. Columbus, Ohio: Sociedade Americana de Cerâmica, 1985:19-40.

26. Kelly, J. R., Nishimura, I., & Campbell, S. D. (1996). Cerâmica em medicina dentária: raízes históricas e perspectivas actuais. JProsthet Dent, 75(1), 18- 32.

27. Mörmann, W. H., & Brandestini, M. (1987). [Sistema Cerec: inlays, onlays e facetas de concha computorizados]. Zahnarztliche Mitteilungen, 77(21), 2400-2405.

28. Giordano, R. A. (1996). Sistemas de restauração de cerâmica dentária. Compend Contin Educ Dent (Jamesburg, NJ: 1995), 17(8), 779-82.

29. Höland, W., Rheinberger, V., Apel, E., & van't Hoen, C. (2007). Princípios e fenómenos de bioengenharia com cerâmica de vidro para restauração dentária.

Journal of the European Ceramic Society, 27(2), 1521-1526.

30. Kelly JR. Cerâmica em dentisteria de restauração e protética. Annu Rev Mater Sci 1997;27:443-468.

31. Giordano, R., & McLaren, E. A. (2010). Visão geral das cerâmicas: classificação por microestrutura e métodos de processamento. Compend Contin Educ Dent, 31(9), 682-684.

32. Kelly, J. Robert. (2016) Ceramics in Dentistry: Principles and Practice. Illinois, Chicago. Quintessência.

33. Kelly JR, Rungruanganunt P, Hunter B, Vailati F. Desenvolvimento de um teste de falha em massa clinicamente validado para coroas de cerâmica. J Prosthet Dent 2010;104:228-38.

34. Quinn, J. B., Sundar, V., & Lloyd, I. K. (2003). Influência da microestrutura e da química na resistência à fratura das cerâmicas dentárias. Dental Materials, 19(7), 603-611.

35. ISO 6872: 2008 Odontologia - Materiais cerâmicos
36. Kelly, J. R. (2005). Análise de falhas de casos clínicos cerâmicos utilizando fractografia qualitativa.

37. Breschi, L., Mazzoni, A., Ruggeri, A., Cadenaro, M., Di Lenarda, R., & Dorigo,E. D. S. (2008). Revisão da adesão dentária: envelhecimento e estabilidade da interface colada. dental materials, 24(1), 90-101.

38. Zhang, Y., Sailer, I., & Lawn, B. R. (2013). Fadiga de cerâmicas dentárias. Journal of dentistry, 41(12), 1135-1147.

39. Pallis, K., Griggs, J. A., Woody, R. D., Guillen, G. E., & Miller, A. W. (2004). Resistência à fratura de três sistemas de restauração em cerâmica pura para aplicações posteriores. The Journal of prosthetic dentistry, 91(6), 561-569.
40. Lawn, B., Bhowmick, S., Bush, M. B., Qasim, T., Rekow, E. D., & Zhang,Y. (2007). Modos de falha em estruturas de camadas à base de cerâmica:

A Basis for Materials Design of Dental Crowns. Jornal da Sociedade Americana de Cerâmica, 90(6), 1671-1683.

41. Campos, R. E., Soares, P. V., Versluis, A., Júnior, O. B. D. O., Ambrosano,G. M., & Nunes, I. F. (2015). Fratura de coroa: Carga de falha, distribuição de tensões e análise fractográfica. The Journal of prosthetic dentistry, 114(3), 447- 455.

42. Øilo, M., & Quinn, G. D. (2016). Origens da fratura em vinte e duas coroas dentárias de alumina. Jornal do comportamento mecânico de materiais biomédicos, 53, 93-103.

43. Øilo, M., Hardang, A. D., Ulsund, A. H., & Gjerdet, N. R. (2014). Características fractográficas de restaurações dentárias à base de cerâmica de vidro e zircónia fracturadas durante a função clínica. Revista europeia de ciências orais, 122(3), 238-244.

44. Guazzato M, Albakry M, Ringer SP, Swain MV. Resistência, tenacidade à fratura e microestrutura de uma seleção de materiais totalmente cerâmicos. Parte I. Cerâmicas prensáveis e com infiltração de vidro de alumina. Materiais Dentários 2004;20:441-8

45. Denry, I. (2013). Como e quando é que os danos de fabrico afectam negativamente o desempenho clínico das restaurações de cerâmica? Dental Materials, 29(1), 85- 96.

46. Quinn, G. D., Ives, L. K., & Jahanmir, S. (2005). Fissuras de maquinação em cerâmicas acabadas. Em Key Engineering Materials (Vol. 290, pp. 1-13). Publicações Trans Tech

47. Ruschel, V. C., Maia, H. P., & Lopes, G. C. (2014). Influência das modificações da rugosidade superficial externa e interna na resistência à flexão da cerâmica. The Journal of prosthetic dentistry, 112(4), 903-908.

48. Valenti, M., & Valenti, A. (2009). Análise de sobrevivência retrospetiva de 261 coroas de dissilicato de lítio numa clínica geral privada. Quintessence International, 40(7).

49. Gehrt, M., Wolfart, S., Rafai, N., Reich, S., & Edelhoff, D. (2013). Resultados clínicos de coroas de dissilicato de lítio após até 9 anos de serviço. Investigações clínicas orais, 17(1), 275-284.

50. Larsson, Roland, Professor. "Mecânica de contacto - Parte 1." YouTube. N.P.,

21 Jan. 2014. Web. 18 Jan. 2017.

51. Livro anual de normas ASTM. Refractários; carvão ativado, cerâmicas avançadas, vol. 15.01.; 2002. p. 779-788.

52. Shrotriya P, Wang R, Katsube N, Seghi R, Soboyejo WO. Danos por contacto em modelos de multicamadas dentárias: uma investigação da influência do tamanho do indentador. J Mater Sci Mater Med 2003;14(1):17-26.

53. Kelly, J. R. (1999). Abordagem clinicamente relevante para o teste de falha de restaurações de cerâmica pura. The Journal of prosthetic dentistry, 81(6), 652-661.

54. TH, Ritter, JE, Jr., Jakus, K, & Sonderman, D. (1985). Bimodal strength populations. American Ceramic Society Bulletin, 64, 1276-1280; Abernethy, RB. (2000) The new Weibull handbook. North Palm Beach, FL: Autor].

55. Renfert. "GEO Classic". Renfert GmbH | Dentaltechnik Mit Qualität Aus Deutschland. N.p., 17 dez. 2014. Web. 21 Jan. 2017.

56. Ivoclar Vivadent. IPS e.max Press: Sprueing IPS e.max Press Restorations. Amherst, NY: Ivoclar Vivadent; 0 de outubro de 2012, edição 2, volume 1.

57. Relvado BR. Fratura de sólidos frágeis. 2nd ed. Cambridge, U.K.: Cambridge University Press; 1993. p. 249-306.

58. Determinação do parâmetro de crescimento lento de fissuras e estimativas de dois parâmetros de Weibull de discos bilaminados através de ensaios de flexão com taxa de deslocamento constante.Dental Materials, 20, 51-62.

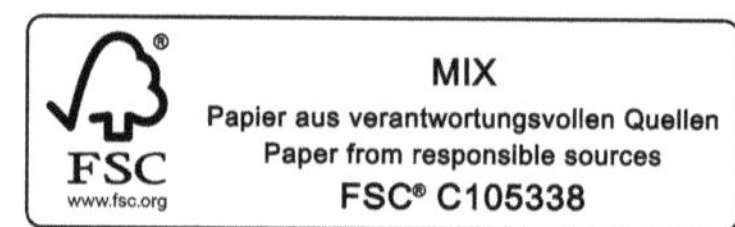

Printed by Books on Demand GmbH, Norderstedt / Germany